山本直英

1932年生于东京,毕业于早稻田大学,曾任吉祥女子初中及高中副校长、"人类与性"教育研究所所长。1968年开始致力于性教育的实践与研究。2000年去世。

和歌山静子

1940年生于京都,是日本儿童出版美术家联盟会员。活跃在绘本、插图等创作领域,作品曾获日本绘本奖,亲切的画风深受孩子们的喜爱。

两个人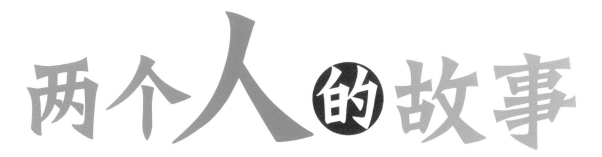的故事

〔日〕山本直英◎著

〔日〕和歌山静子◎绘

王 伦◎译

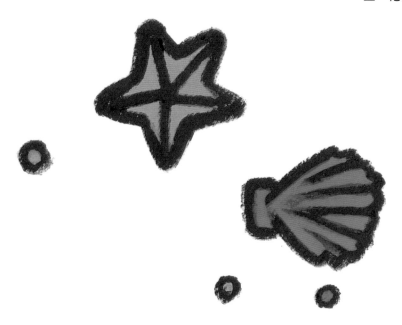

北京科学技术出版社

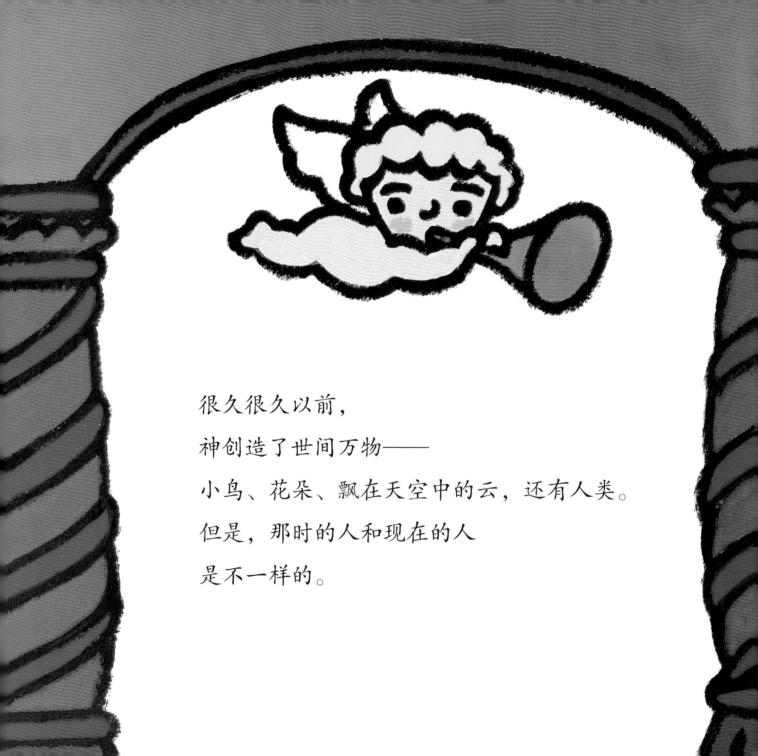

很久很久以前，
神创造了世间万物——
小鸟、花朵、飘在天空中的云，还有人类。
但是，那时的人和现在的人
是不一样的。

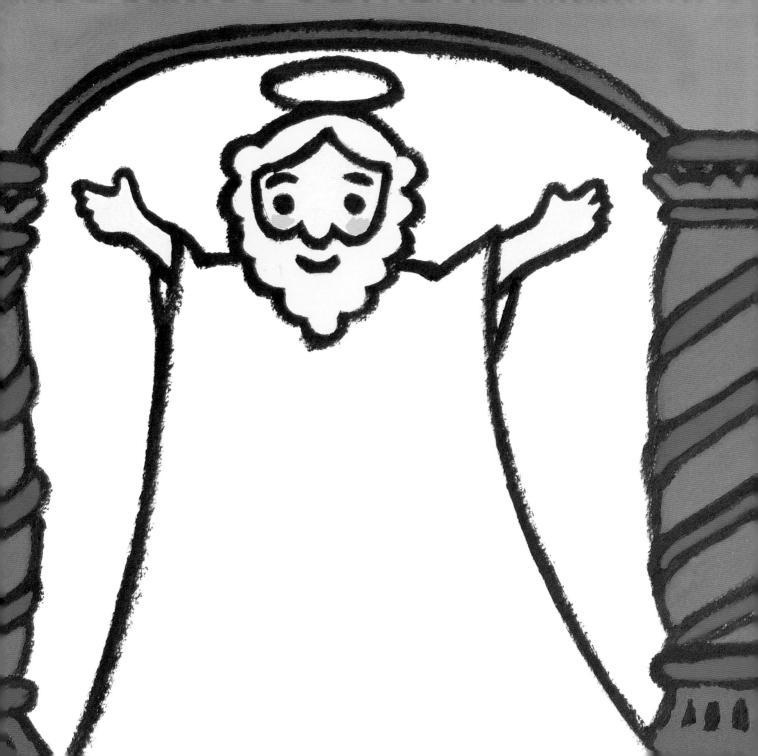

这就是神最初创造的人类——
男人和女人
背靠背连在一起，
叫作"雌雄同体人"。

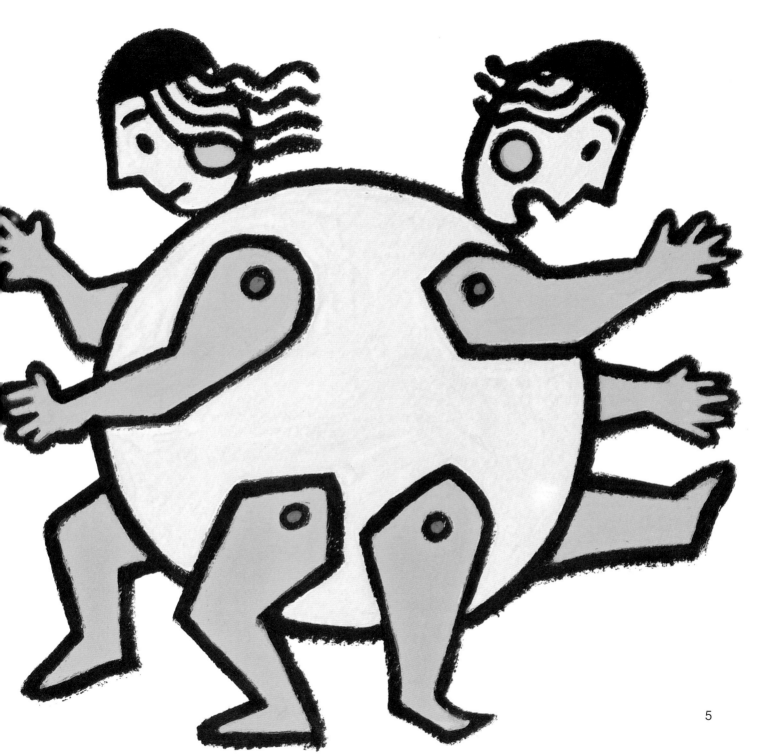

雌雄同体人用四条腿到处乱跑，
用四只手打打闹闹，
两张嘴也一刻不停地说话，
整天吵吵嚷嚷的。

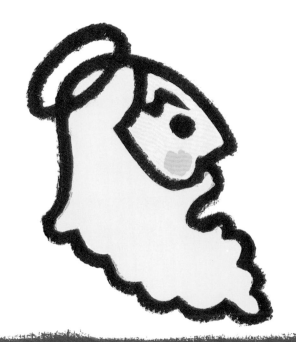

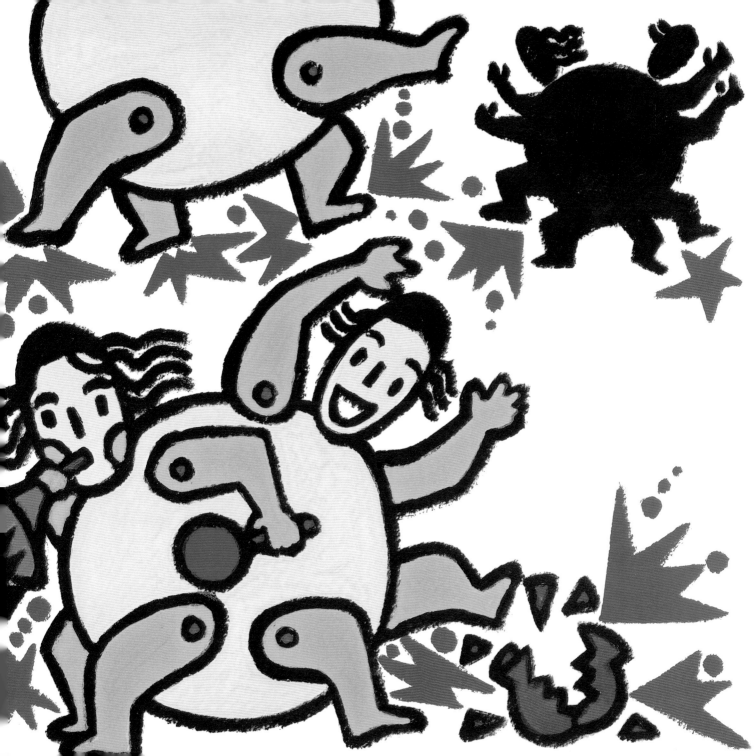

神看到后非常生气，
可他们还是安静不下来。
神勃然大怒，
一气之下就把他们
从背部劈开了。

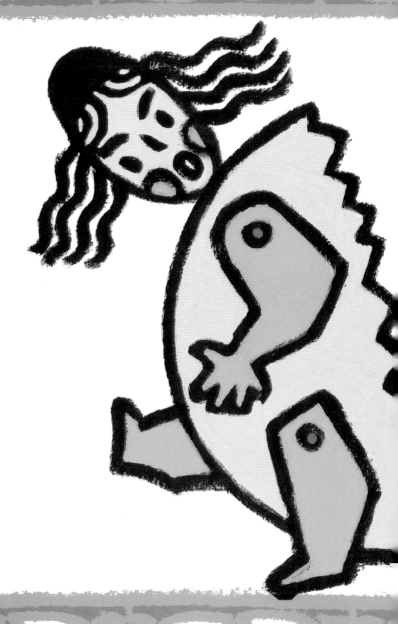

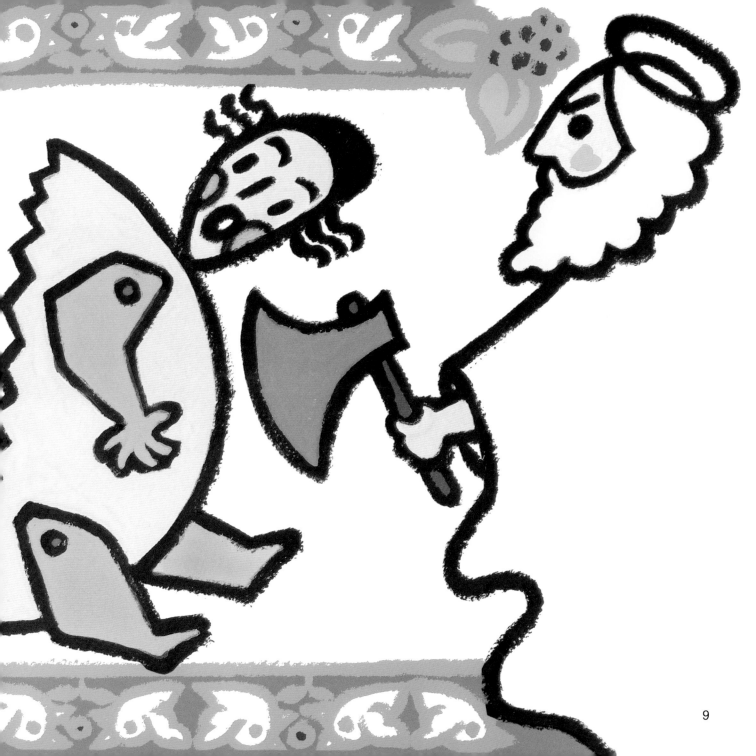

神把他们背部劈开处的皮拉紧，
并打了个结，
这个打结的地方就是肚脐。
神还把他们的头、手以及腿
都转到肚脐这一边。
于是，他们就变成了这副样子——

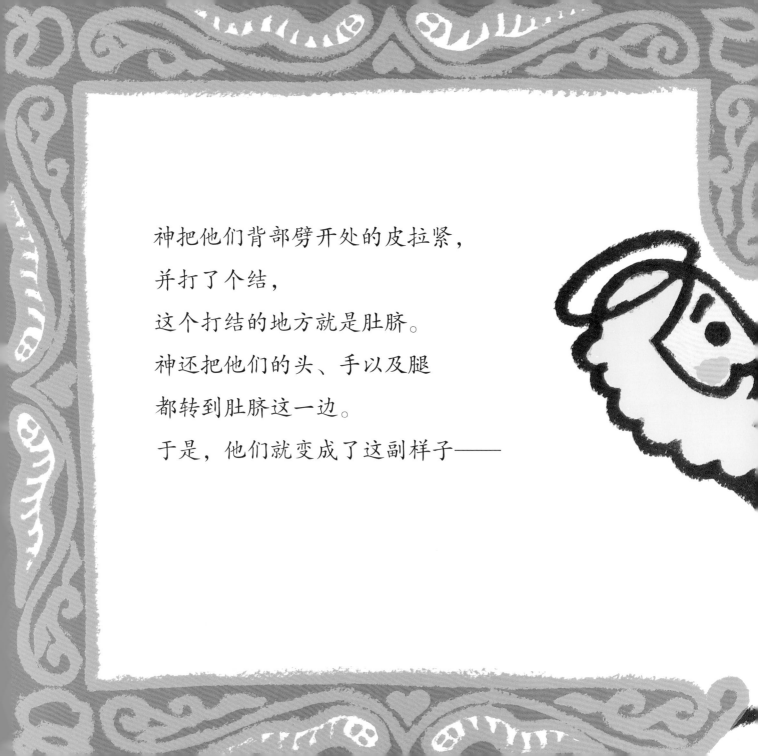

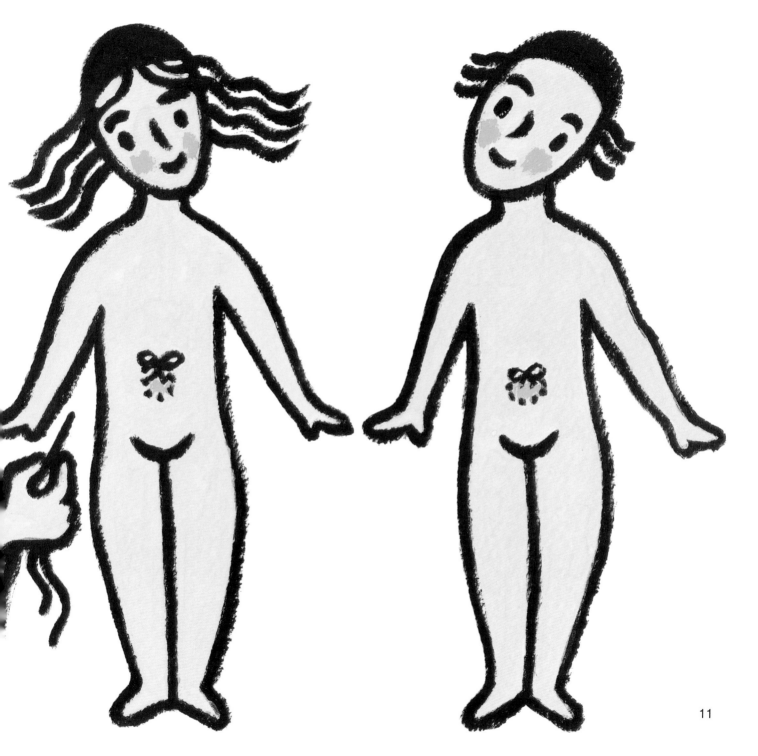

11

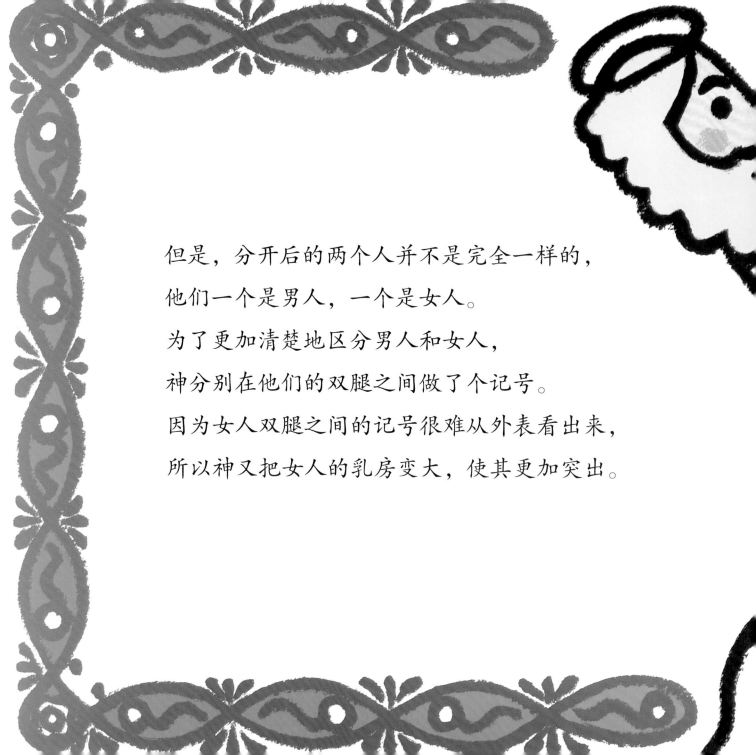

但是，分开后的两个人并不是完全一样的，
他们一个是男人，一个是女人。
为了更加清楚地区分男人和女人，
神分别在他们的双腿之间做了个记号。
因为女人双腿之间的记号很难从外表看出来，
所以神又把女人的乳房变大，使其更加突出。

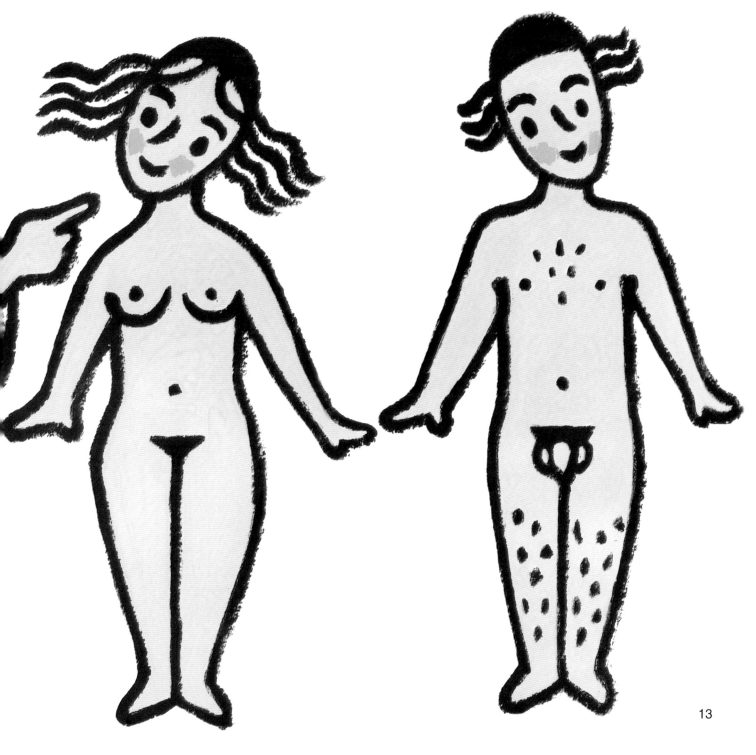

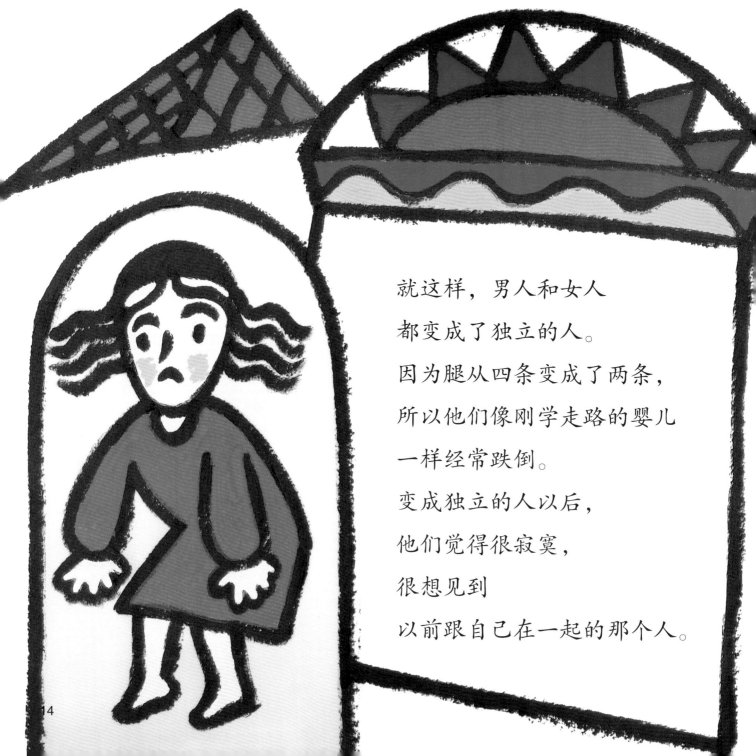

就这样，男人和女人
都变成了独立的人。
因为腿从四条变成了两条，
所以他们像刚学走路的婴儿
一样经常跌倒。
变成独立的人以后，
他们觉得很寂寞，
很想见到
以前跟自己在一起的那个人。

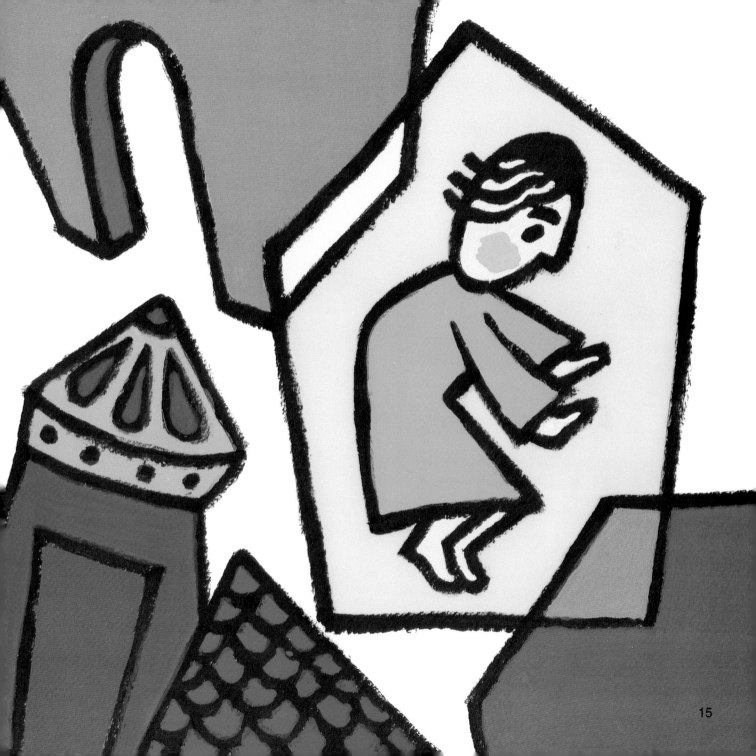

但是那个人现在究竟在哪儿呢？

他们怎么找也找不到。

虽然世界上有很多男人和女人，

但是大家总是找不到"对的"那一个。

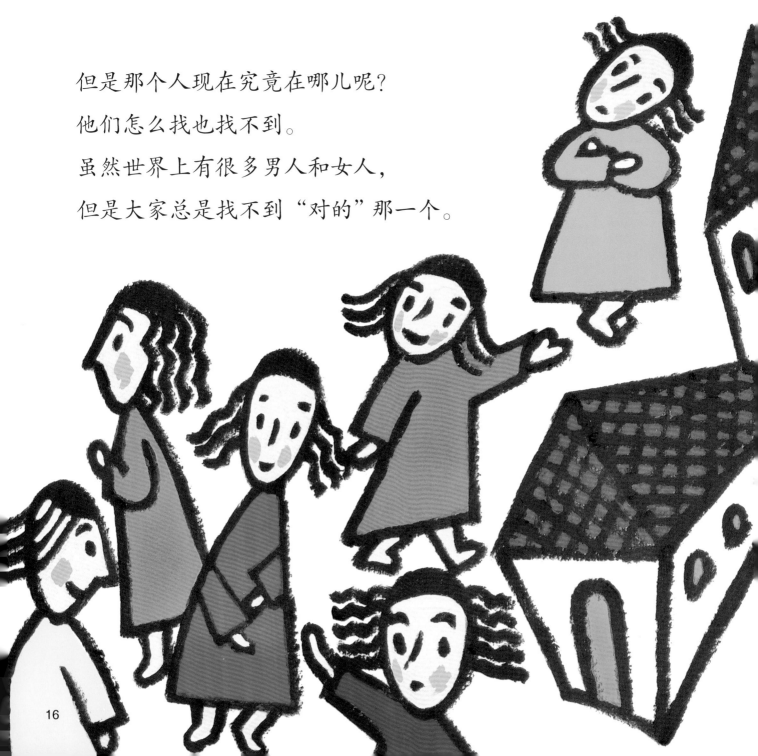

他们从心底期盼见到
那个曾经和自己在一起的人。

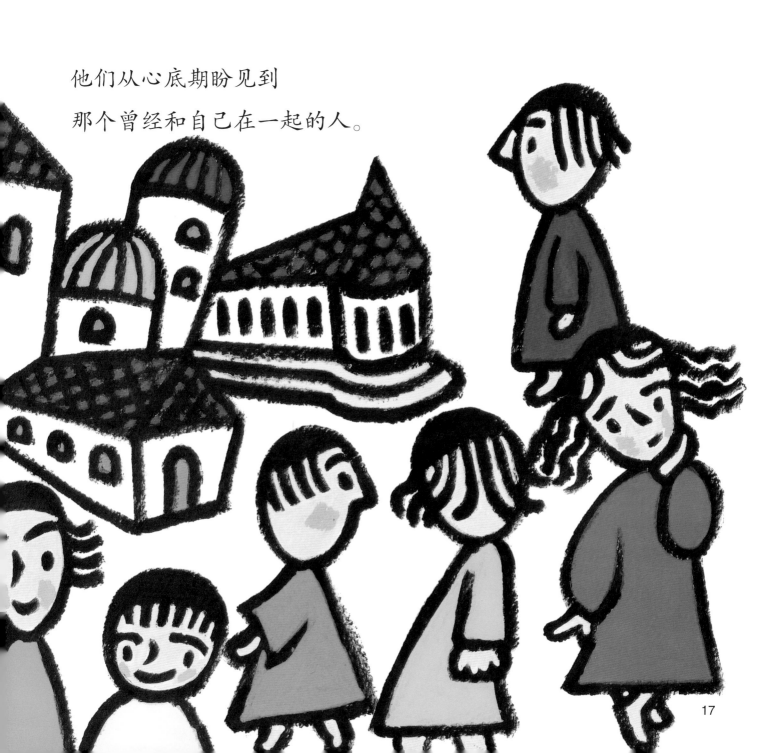

17

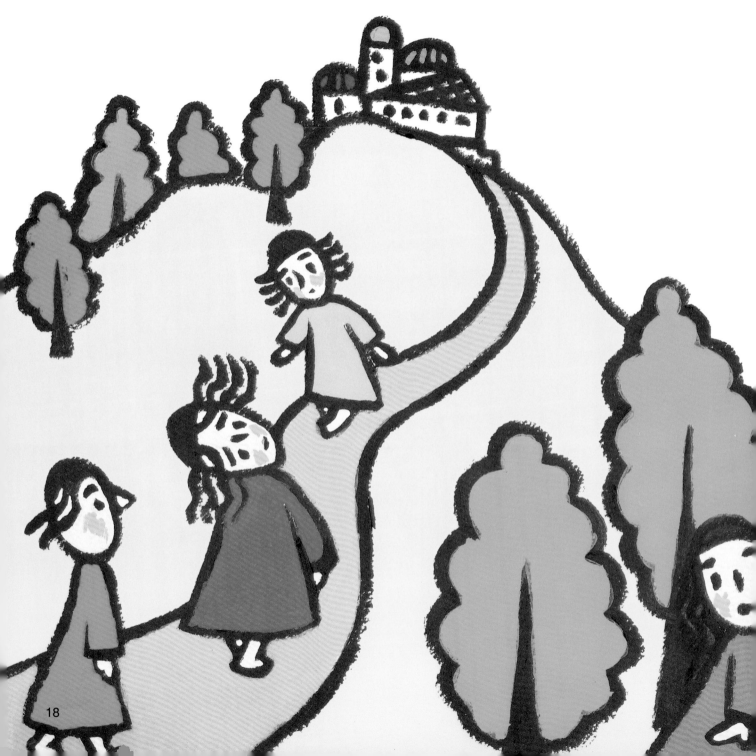

他们翻过高山，穿过河流，
四处寻找。
后来又漂洋过海——

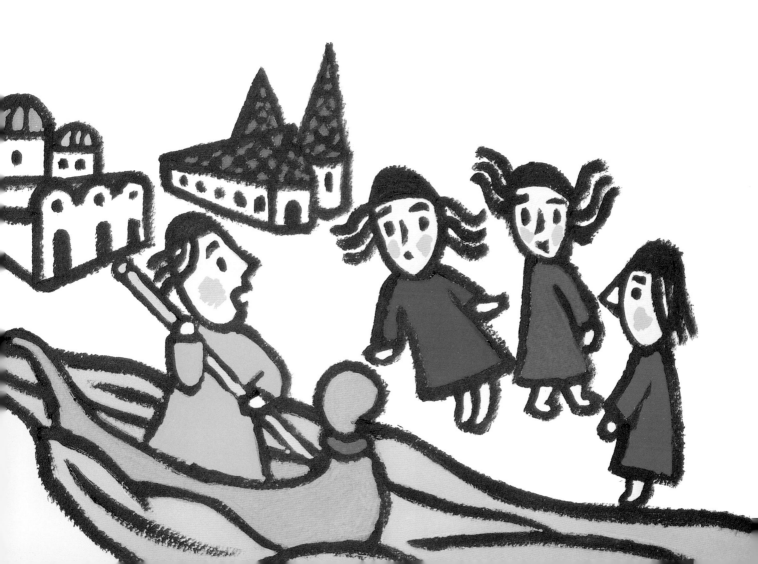

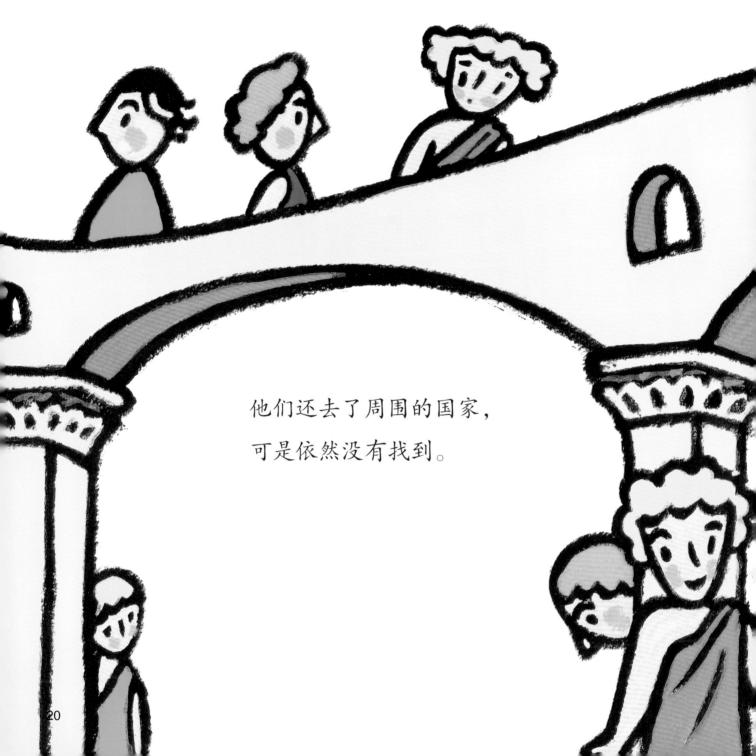

他们还去了周围的国家，
可是依然没有找到。

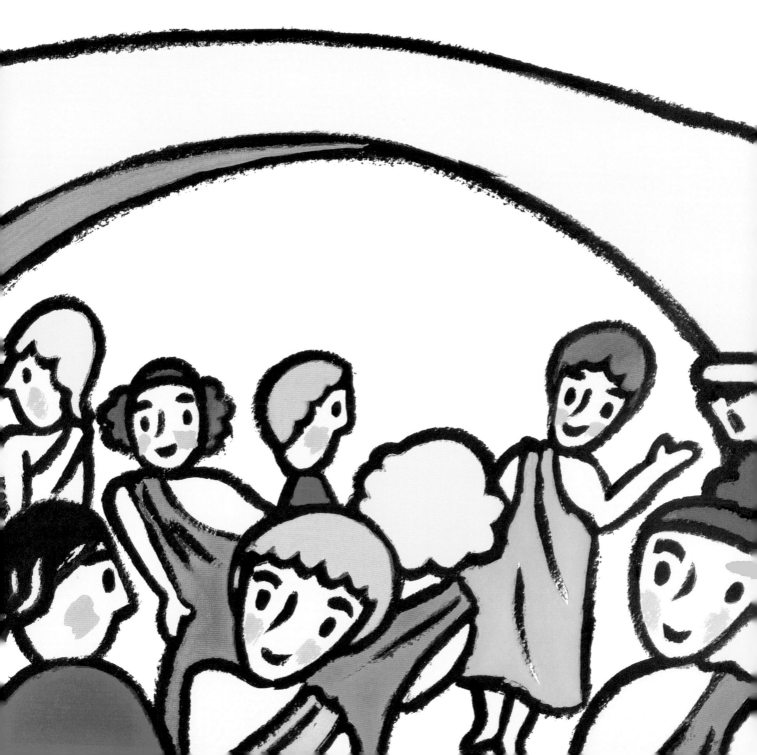

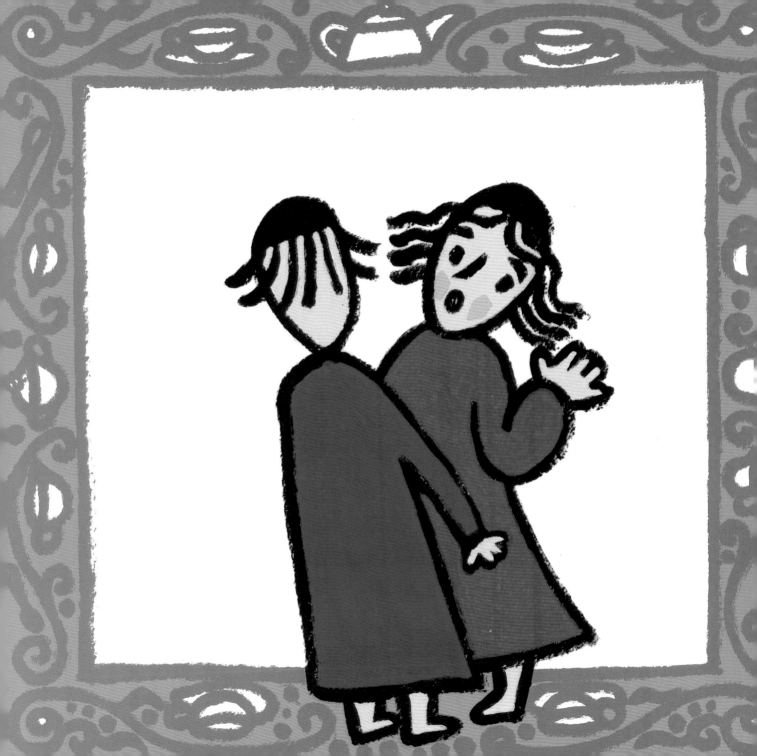

是这个人吗？

虽然长得很像，却是另外一个人。

于是他们继续寻找。

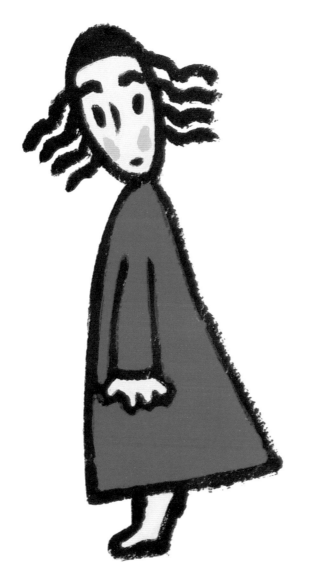
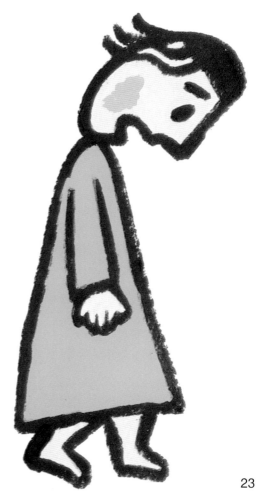

有一天，

他们在摘花的时候，

突然看到了一双眼睛……

他们立刻意识到，

自己要找的就是这个人呀。

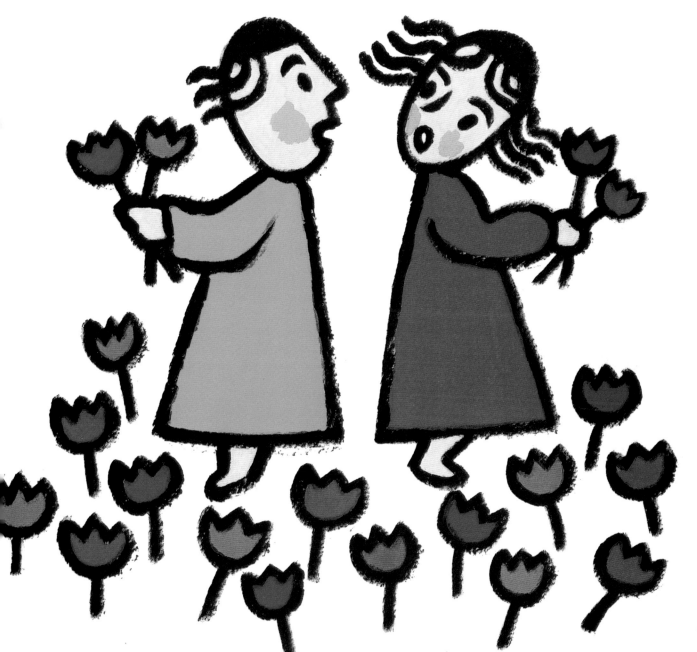

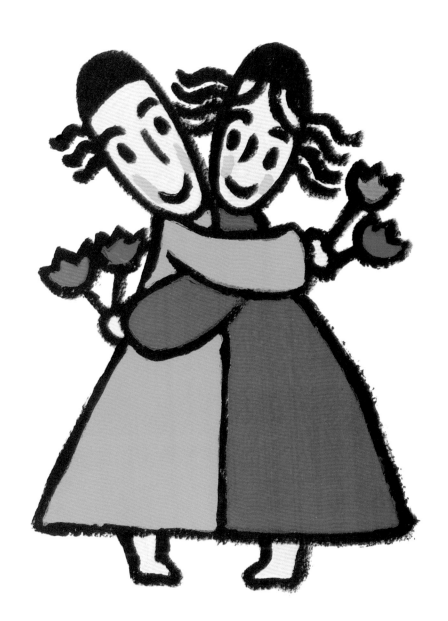

站在面前的，

不正是被分开前

和自己在一起的那个人吗？

终于找到了自己的另一半！

"真高兴！"

"好高兴！"

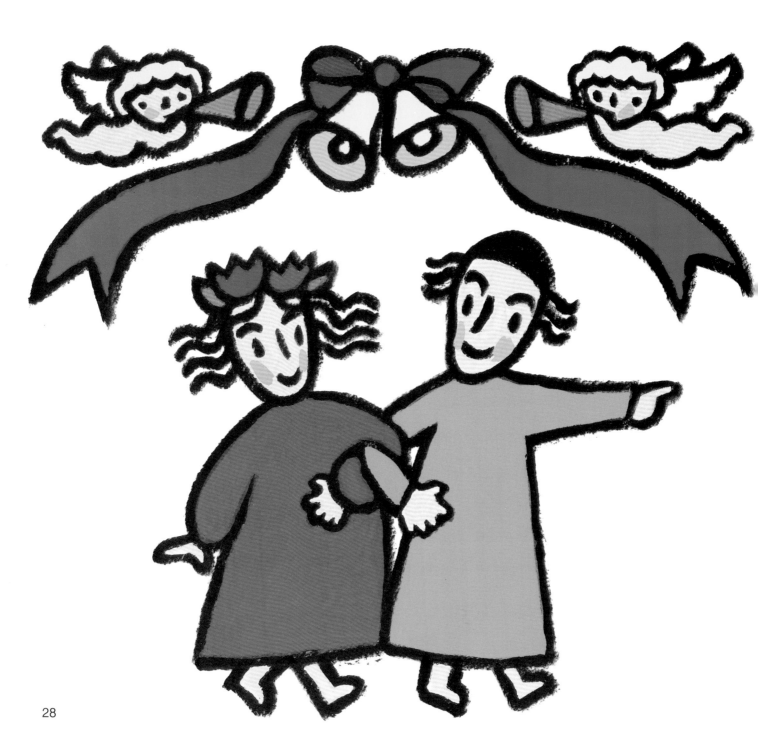

"太好了！"
"太好了！"
两个人开心极了。
他们开始互相帮助，
一起生活。

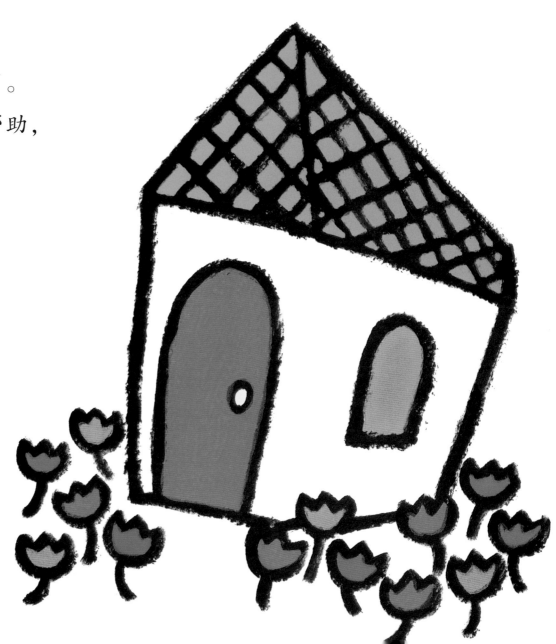

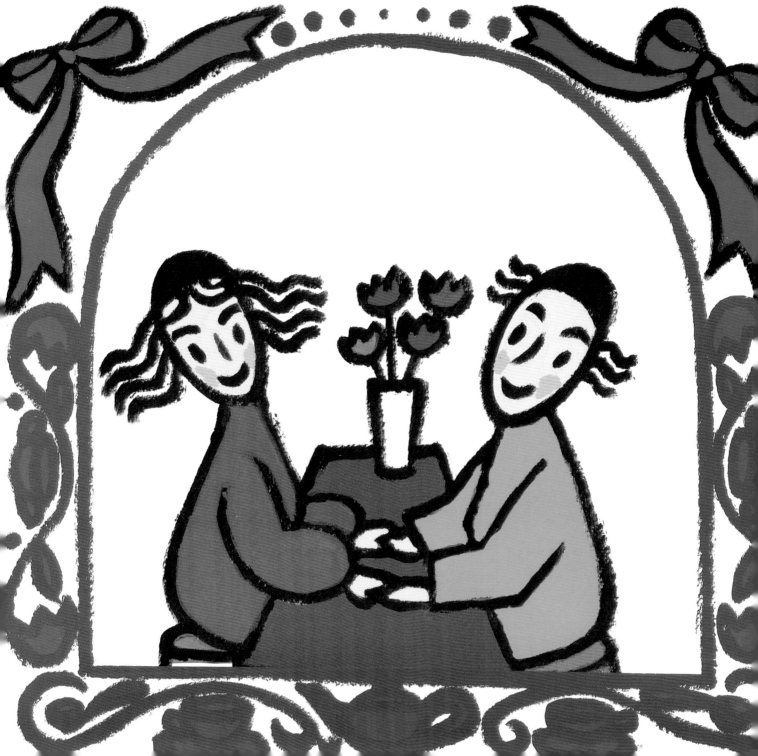

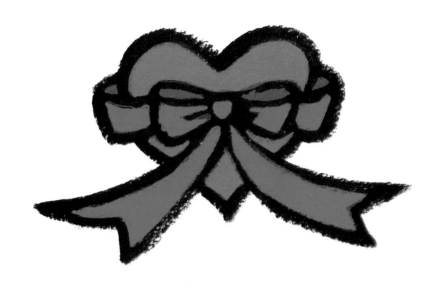

这就是

男人和女人

和和美美地生活在一起的

原因。

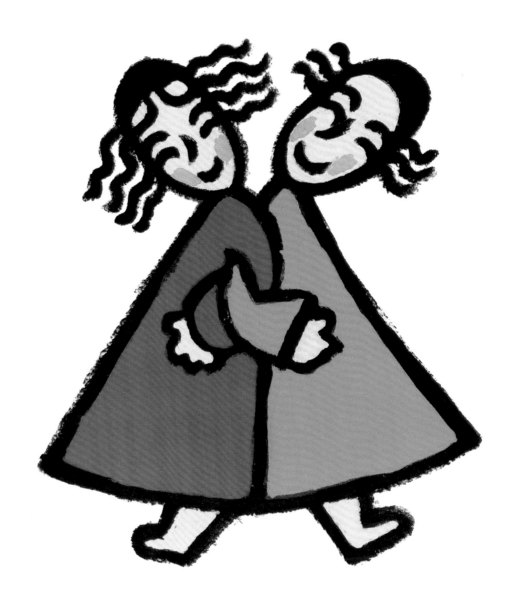

给读这本书的父母

山本直英　（日本"人类与性"教育研究所所长）

"'学会爱自己'性教育绘本"系列之《两个人的故事》带有一些神话色彩和浪漫情调，讲述了男人和女人为什么会互相接近、互相吸引，然后一起生活。故事的原型出自古希腊哲学家柏拉图的《会饮篇》。《会饮篇》大约创作于2300年前，主要内容是几个人一边吃饭一边谈论"爱是什么"。其中阿里斯托芬谈到了"雌雄同体人"，即男人和女人本来是一体的，后来被神分开了，原来靠四条腿走路的男人和女人从此开始独立。但是分开后产生的不安定感和寂寞又让他们开始寻找曾经与自己在一起的那个人，也就是自己的另一半或者爱人。在20世纪70年代，我曾经对这个故事进行改编，将其用于针对小学生、初中生和高中生的性教育。无论在哪个年代，这个故事都以其独特的魅力受到大家的喜爱。

为什么这个世界上会有男人和女人？为什么他们都像爸爸和妈妈一样在一起生活？对幼儿和小学生的这些问题，这个故事给出了很好的回答。对初中生、高中生理解为什么会遇到自己喜欢的人以及为什么会被异性吸引之类的问题，这个故事也起到了很好的

帮助作用。一提到"性"，很多人就会认为具有色情意味，其实"性"这个词的起源就是"雌雄同体"。"性"在拉丁语里的意思是"分开"，即把"雌雄同体人"分开，其中一方叫男人，另一方叫女人。所以，"性"这个词本身并没有色情意味，而是男人和女人互相帮助、一起生活的意思。

这个故事还告诉我们，男人和女人有着同一个起源。从医学上讲，男女在子宫内刚发育成胚胎时性腺是一样的。大概45天后，才会形成不同的外生殖器，男女才得以区分开来。

作为父母的你们是怎么想的呢？通过这个故事，一定要告诉孩子这样一件事：无论是男人还是女人，都要像珍惜自己一样珍惜自己的另一半，男人和女人的价值是相同的。

很早以前，我就想把这个故事制作成绘本，遇到和歌山静子这么优秀的合作伙伴后，这个愿望终于实现了。制作出这么漂亮的绘本，真是一件值得高兴的事。而且我认为，这本《两个人的故事》中的两个人有可能就是"海"和"爱"。

只有向孩子传达了梦想、希望与浪漫，他们才有勇气面向未来好好地生活下去。

OKASAN TO MIRU SEI NO HON

FUTARI NO HANASHI

Text Copyright © 1992 by Naohide YAMAMOTO

Illustrations copyright © 1992 by Shizuko WAKAYAMA

First published in 1992 in Japan by DOSHINSHA Publishing Co., Ltd.

Simplified Chinese translation rights arranged with DOSHINSHA Publishing Co., Ltd.

through Japan Foreign-Rights Centre/Bardon-Chinese Media Agency

Simplified Chinese translation copyright © 2020 by Beijing Science and Technology Publishing Co., Ltd.

著作权合同登记号　图字：01-2011-5198

图书在版编目（CIP）数据

两个人的故事/（日）山本直英著；（日）和歌山静子绘；王伦译. ——北京：北京科学技术出版社，2020.9（2021.2重印）
（"学会爱自己"性教育绘本）

ISBN 978-7-5714-0960-9

Ⅰ.①两… Ⅱ.①山… ②和… ③王… Ⅲ.①性教育－儿童读物 Ⅳ.①R167-49

中国版本图书馆CIP数据核字（2020）第082834号

两个人的故事（"学会爱自己"性教育绘本）

作　　者：〔日〕山本直英		绘　　者：〔日〕和歌山静子	
译　　者：王　伦		策划编辑：肖　潇	
责任编辑：刘　洋		责任印制：张　良	
出版人：曾庆宇		出版发行：北京科学技术出版社	
社　　址：北京西直门南大街16号		邮政编码：100035	
电话传真：0086-10-66135495（总编室）		0086-10-66113227（发行部）	
0086-10-66161952（发行部传真）			
电子信箱：bjkj@bjkjpress.com		网　　址：www.bkydw.cn	
经　　销：新华书店		印　　刷：北京捷迅佳彩印刷有限公司	
开　　本：889mm×1060mm 1/20		印　　张：2	
版　　次：2020年9月第1版		印　　次：2021年2月第2次印刷	
ISBN 978-7-5714-0960-9			

定价：39.00元